AF359504

SUR

LE SULFONAL

CHEZ LES ALIÉNÉS

PAR

J. ROUBINOVITCH

Interne des Asiles de la Seine.

AVEC SIX TABLEAUX INTERCALÉS DANS LE TEXTE.

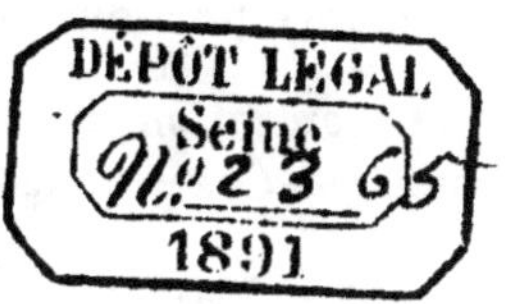

PARIS

AUX BUREAUX DU
PROGRÈS MÉDICAL
14, rue des Carmes, 14.

E. LECROSNIER et BABÉ
ÉDITEURS
Place de l'École-de-Médecine.

1891

DU MÊME AUTEUR

Anomalies musculaire chez l'homme : Muscle presternal. — Communication à la *Société anatomique*, le 2 mars 1889. — *Progrès médical*, Nº 13, avec dessin.

L'Influence des grands traumatismes sur le délire : Phlegmon sous-aponévrotique du bras avec tétanos chez une maniaque. — *Annales médico-psychologiques*, 1887.

Patronage des aliénés guéris et sortis des asiles. — Communication présentée au 1er *Congrès des médecins-aliénistes de Saint-Pétersbourg*, 1887.

Onanisme et suggestion hypnotique. — *Revue de l'hynotisme*, 1888.

Dégénérescence mentale et suggestion hypnotique. — *Revue de l'hypnotisme*, 1889.

Hystérie mâle et dégénérescence. — 1 vol. in-8º de 120 pages. Paris, 1890.

L'Assistance publique en Russie. — *Progrès médical*, 1889.

De l'Organisation de l'Assistance publique en France (art. en russe). — *Gazette médicale de Saint-Pétersbourg*, 1886.

Sur l'Enseignement médical en France (art. en russe). — *Revue médicale de Moscou*, 1887.

SUR

LE SULFONAL

CHEZ LES ALIÉNÉS

Depuis 1888 l'attention des psychiâtres étrangers et français s'est portée d'une façon toute particulière sur un nouveau produit soporifique, un disulfone trouvé par les professeurs Baumann et Kast et nommé par eux sulfonal. Mon excellent maître, M. le Dr Bouchereau, dont j'avais l'honneur d'être interne en 1889, a bien voulu m'autoriser à expérimenter ce médicament sur les malades de son service, si riche en matière clinique. Qu'il me soit permis de le remercier ici pour sa bienveillance et pour les conseils qu'il m'a donnés au cours de ce travail.

Avant d'exposer mes observations personnelles, je crois utile de présenter un historique très succinct du Sulfonal au point de vue chimique et surtout thérapeutique.

En 1885 (1) les professeurs Baumann et Kast (de Fribourg) ont observé une combinaison particulière des éthers sulfhydriques acides ou les mercaptans avec les

-----

(1) *Bericht. der deut. chemis. Gesellschaft*, t. XVIII, p. 883.

aldéhydes; cette combinaison s'accompagne d'élimination d'eau. Etant données les analogies *des mercaptans* (alcools sulfurés) avec les alcools, de $C^4 H^6 S^2$ par
exemple avec $C^4 H^4 O^2$, il a considéré les nouveaux
composés comme des acétols sulfureux, pour rappeler
la formation des acétols par la combinaison des aldéhydes avec les alcools. Il a nommé ces acétols sulfureux *mercaptols*. Il a décrit un certain nombre de corps
de ce genre. Quelques-uns se produisent directement,
mais tous s'obtiennent rapidement, quand on fait passer
du gaz chlorhydrique dans le mélange d'un mercaptan
avec un aldéhyde ou un acétone. C'est ainsi notamment
qu'en dirigeant un courant de gaz chlorhydrique dans
le mélange de *une* partie d'acétone et de *deux* parties
de mercaptan éthylique, le liquide se chauffe et se trouble par séparation d'eau :

$$C^6 H^6 O^2 + 2\, C^4 H^6 S^2 = C^{14} H^{16} S^4 + H^2 O^2$$

| Acétone. | Mercaptan. | Mercaptol. | Eau. |

Toutefois les acétones donnant sous l'influence de
l'acide chlorhydrique sec des produits de condensa-
tion non susceptibles de se combiner au mercaptan, le
mercaptol formé est accompagné en grande proportion
de ces produits secondaires qu'on a ensuite quelque
peine à séparer; pour éviter cet inconvénient, il est préférable de n'ajouter que peu à peu l'acétone dans un
excès de mercaptan bien refroidi et soumis à l'action du
courant gazeux. La réaction achevée, on enlève le mercaptan en excès par des lavages du produit, effectués
d'abord à l'eau, puis à la soude. On obtient ainsi un
liquide mobile, insoluble dans l'eau, très réfringent,
bouillant à 190°-191°. M. Baumann a désigné ce mercaptol particulier par le nom de dithio-éthyl-diméthyl-
méthane ou en formule : $(C^2 H^3)^2 (C^4 H^5 S^2)^2$. Quand on
oxyde un acétol sulfuré il fixe aisément $2\, O^2$ et se
change en un dérivé auquel M. Baumann donne le nom

générique de *disulfone*, nom donné antérieurement par M. R. Otto à un groupe de composés d'une autre origine, doués des propriétés différentes, mais caractérisées par la présence hypothétique de 2 groupes $S^2 O^4$ qu'on peut supposer aussi comme existant dans les nouveaux dérivés.

Un semblable produit d'oxydation se forme en particulier en partant du mercaptol engendré par l'acétone et le mercaptan éthylique. Pour l'obtenir, on agite le mercaptol avec une solution froide de permanganate de potasse à 5 p. 100, en ajoutant de temps en temps quelques gouttes d'acide acétique ou sulfurique. On verse du réactif jusqu'à ce que celui-ci cesse de se décolorer. A ce moment, des aiguilles cristallines du corps oxydé nagent dans le liquide. On chauffe au bain-marie, on filtre à chaud et on chasse par évaporation la moitié du liquide. En refroidissant, la liqueur laisse déposer la plus grande partie du disulfone formé. On le purifie en le faisant recristalliser dans l'eau ou dans l'alcool. C'est le corps qu'on a désigné d'abord sous le nom de

diéthylsulfone - diméthyl - méthane

et que l'on nomme aujourd'hui sulfonal. Ce produit se présente sous la forme de cristaux épais, solubles dans 500 parties d'eau à 15°, et dans 15 parties d'eau bouillante, ou dans 65 parties d'alcool froid ; assez soluble dans la benzine, l'éther et le chloroforme. Il fond à 130°-131° C. Baumann prétend qu'une modification peu considérable de ce point de fusion suffit pour faire perdre à ce médicament son action somnifère. Il est curieux de noter que Scholwien, qui avait le même produit que Baumann, a trouvé comme point de fusion 125°,5 C., et Œstreicher 125°-126° C. Il bout vers 300°, en s'altérant. Le liquide distillé est jaune et cristallise en se refroidissant quoique souillé de quelques matières d'altération.

Les alcalis bouillants ne le modifient pas. Le brome le dissout sans l'altérer. Par l'amalgame de sodium ou par l'étain et l'acide chlorhydrique on n'a pas réussi à le réduire. Il se dissout facilement dans l'acide sulfurique concentré et la solution chauffée se détruit en dégageant de l'acide sulfureux ; la solution sulfurique l'abandonne quand on la dilue. Il n'est pas attaqué par l'acide nitrique même après ébullition prolongée. Ce fait pourrait donner à penser que le sulfonal est le produit ultime de l'oxydation du mercaptol correspondant. Il n'en est rien. Ce dernier est détruit énergiquement, avec une sorte d'explosion, par l'acide nitrique concentré ; l'acide dilué lui-même ne forme pas de sulfonal, mais immédiatement les produits de sa destruction. Au moyen du permanganate cette destruction est limitée et 6 gr.,5 de mercaptol donnent 4 gr.,8 de sulfonal. Existe-t-il un réactif de ce corps si stable et si résistant à la plupart d'acides et d'alcalis ? Un de ses inventeurs, Kast, prétendait que le sulfonal ne présente aucune réaction caractéristique. Pour lui, on retrouve ce médicament en majeure partie dans les urines, sous forme d'acide sulfo-conjugué. Cependant, M. G. Vulpius (1) a indiqué, pour caractériser le sulfonal, corps très stable et résistant énergiquement à la plupart des réactifs, de chauffer un mélange à parties égales et sec de ce composé, avec le cyanure de potassium ; il se produit des vapeurs de mercaptan dont l'odeur est très caractéristique. En outre, la masse fondue, reprise par l'eau, donne avec les persels de fer la coloration rouge due à la formation de sulfocyanate alcalin. M. E. Ritsert (2) obtient le même résultat en plaçant 1 à 2 décigrammes de sulfonal dans un tube à essais bien sec, chauffant jusqu'à ce que le liquide en fusion dégage des bulles gazeuses, et ajou-

---

(1) *Apotheker Zeitung,* 1888, t. III, p. 247.
(2) *Pharm. Zeit.,* 1888, t. XXXIII, p. 312.

tant alors de 5 à 10 centigrammes d'acide pyrogallique :
le liquide brunit et dégage des vapeurs de mercaptan.
Une réaction assez simple consiste à chauffer le sulfonal
avec du charbon ; il se produit alors un dégagement
des vapeurs de mercaptan avec leur odeur caractéristique ; en outre, ces vapeurs étant chargées d'acides
divers rougissent fortement le papier de tournesol.
Cette dernière réaction a été proposée par Schwartz (1).
Tandis que Baumann a limité ses études au disulfone,
dit sulfonal, Kast a étendu ses expériences à d'autres
disulfones au nombre de neuf. Nous les énumérons ici
simplement en nous réservant d'indiquer plus bas leur
valeur thérapeutique. D'après cet auteur, ce sont :

1. Ethylidinédiéthylsulfone,
2. Benzylidénédisulfone,
3. Acétonédiméthylsulfone,
4. Propylidénédisulfone,
5. Méthylénédiéthylsulfone,
6. Ethylsulfone,
7. Isobutylidénédisulfone.
8. Diéthylcétonédiéthylsulfone,
9. Ethylméthylcétonédiéthylsulfone.

Mais, de tous les dissulfones, le sulfonal seul était
proposé par Baumann et Kast comme un moyen soporifique, et la fabrique de Bayer était spécialement
chargée de la fabrication de ce nouveau produit. Il est
donc naturellement nécessaire de se servir du sulfonal
de cette origine pour pouvoir juger la valeur des observations de ces deux auteurs. Nous nous sommes
placés dans ces conditions et nous devons cependant
remarquer que le sulfonal Bayer n'est pas dépourvu de
tout goût, comme le prétendent Baumann et Kast ; il
présente cette particularité que M. Samuel Garnier a
notée dans son travail sur ce médicament: que dans une
solution chaude, le sulfonal a un goût amer suffisamment prononcé pour éveiller l'attention du malade.

---

(1) *Pharm. Zeit.*, 1888, t. XXXIII, p. 405.

Quoi qu'il en soit, passons successivement en revue les différentes publications qui ont paru sur l'action thérapeutique du médicament qui nous intéresse. Et d'abord qu'en disent Baumann et Kast ? Les recherches expérimentales de Baumann (1) ont démontré que le sulfonal n'a aucune influence sur la respiration, le pouls et la pression sanguine ; la température chez les cochons d'Inde s'*abaisse* un peu sous son influence ; il n'a pas d'action notable sur la force digestive des glandes gastriques et intestinales.

Après de nombreux essais sur les animaux, les chiens en particulier, *Kast* a remarqué que le sulfonal administré à des chiens détermine, une 1/2 ou 3/4 d'heure après, des troubles de coordination de mouvements dans les pattes postérieures suivis fréquemment de sommeil. Ces troubles moteurs se présentent à forme ataxique, puis l'équilibre dans les mouvements en avant se perd, l'animal tombe et s'endort. Donné à des chiens, à haute dose, il n'abaisse pas la pression sanguine et n'a aucune action fâcheuse sur les éléments du sang.

Chez l'homme, Kast l'a administré à la dose de 2 à 3 grammes, et il a obtenu les résultats les plus satisfaisants dans l'insomnie nerveuse et fébrile, la démence sénile et chez les maniaques ; le sommeil était profond, avait une durée de 6 à 8 heures, et ne s'accompagnait d'aucune suite désagréable. Le sommeil arrivait généralement une 1/2 heure ou jusqu'à 2 heures après l'ingestion du médicament. Il préconise, comme dose moyenne, 2 grammes ; dans un grand nombre de cas, la dose de 1 gramme a été insuffisante chez les femmes. Chez les hommes robustes, la dose de 3 grammes a pu être, dit-il, dépassée sans aucun inconvénient grave. Ainsi, il donnait à des hommes sains 3, 4 grammes de sulfonal ; ce dernier provoquait, dans la plupart des cas,

______

(1) Baumann. — *Op. citato.*

une sensation de lassitude et de somnolence, parfois même, un véritable sommeil et jamais il n'aurait observé des troubles de la motilité. Pour lui, le sulfonal est parfaitement toléré par les organes digestifs ; il n'a non plus aucun mauvais effet sur le cœur et le système vasculaire ; et, comme résumé, Kast pense que le sulfonal est un agent capable de favoriser le besoin périodique du sommeil et de le déterminer quand il manque (1).

Comme nous l'avons dit plus haut, Kast a étendu ses expériences à d'autres disulfones ; en voici les résultats:

1. *Etylidénédiétylsulfone*,

il a la même action sur les *animaux* que le sulfonal ; en plus, il a une action paralysante sur le cœur. Chez l'*homme*, il détermine de l'oppression, des palpitations et de l'urticaire.

2. *Benzylidénédisulfone*,
3. *Propylidénédisulfone*,
4. *Acétonédiméthylsulfone*,
5. *Méthylénédiéthylsulfone*,
6. *Ethylsulfone*,

tous ces *cinq* disulfones sont complétement inertes.

7. *Isobutylidénédisulfone*,

il détermine des violentes convulsions cloniques et toniques durant plusieurs heures.

8. *Diéthylcétonédiéthylsulfone*,
9. *Ethylméthylcétonédiéthylsulfone*.

---

(1) *Sulfonal, ein neues Schlafmittel*. Berlin. *Klin. Wochenschr.*, 1888, N° 16, p. 309. — Même auteur : *Ueber die Art der Darreichung und Verordnung der Sulfonals*. *Therap. Monatshefte*, 1888, Juli.

ils sont soporifiques, mais ils déterminent des troubles moteurs graves qui persistent plusieurs jours.

Vient ensuite le travail du Dr Rabbas (de Marbourg), qui a essayé le sulfonal chez 27 aliénés de formes diverses (1). Le mode d'administration consistait à donner le sulfonal dans un verre d'eau. Il était pris généralement sans difficulté. Les conclusions auxquelles l'auteur arrive sont les suivantes. L'action soporifique du sulfonal est positive même chez les individus accoutumés aux narcotiques. A la dose de 2 à 3 grammes, il a une efficacité plus certaine que l'hydrate d'amyline et la paraldéhyde à des doses plus considérables.

Il est bien préférable encore à ces deux médicaments au point de vue de l'odorat et du goût. Comparé à l'hydrate de chloral, le sulfonal manifesterait son action moins vite que ce médicament, mais son effet serait plus durable. Les mêmes doses de 2 à 3 grammes ont des effets nets et positifs, même chez les agités. Pour M. Rabbas il n'y aurait pas d'accoutumance au médicament. Le sommeil survient généralement au bout d'une demi-heure ; plus rarement au bout de 1 à 2 heures ; sa durée est de 6 à 8 heures en moyenne, et quelquefois les malades dormaient pendant une bonne partie de la matinée. Voilà pour la quantité du sommeil. Quant à la qualité, il était dans tous les cas normal. Même après un usage prolongé, le sulfonal n'a troublé les fonctions d'aucun appareil important : digestif, respiratoire ou circulatoire. A ce dernier égard, conclut l'auteur, le sulfonal offre une supériorité incontestable sur l'hydrate de chloral, dont l'action sur le cœur et l'estomac est absolument fâcheuse. Enfin, comme tous les hypnotiques, le sulfonal échoue parfois.

---

(1) *Ueber die Wirkung der Sulfonals.* Berlin. *Klin. Wochenchr.*, 1888, n° 17, p. 330. — Analysé in *Progr. Méd.* du 28 juillet 1888.

M. H. Rosin (1) a fait une série d'expériences inté-
ressantes sur 82 malades atteints d'affections diverses,
et, pour vérifier les résultats obtenus, il les a comparés à
ceux qu'il a obtenus sur des médecins (y compris lui-
même) et sur des étudiants. Il a administré le sulfonal
aux doses de 1 à 4 grammes. Il a trouvé qu'à la dose
de 2 grammes le sulfonal est un soporifique sûr, ne
donnant lieu à aucun phénomène désagréable et
échouant tout à fait exceptionnellement. Ses effets équivalent à ceux de 0 gr. 01 centigr. ou 0 gr. 015 milligr.
de chlorhydrate de morphine sans en avoir les incon-
vénients. Le sommeil arrive généralement au bout d'un
temps compris entre une demi-heure et une heure et
demie.

L'auteur donne la préférence à la morphine dans
les cas où l'insomnie dépend d'une toux quinteuse
ou de douleurs. A la dose de 4 grammes, le sulfonal
provoque un sommeil très intense qui dure 3 ou 4
heures le jour et 8 à 12 heures la nuit. Au réveil, il
existe une sensation de vertige qui se prolonge souvent
toute la journée. La nuit suivante, sans que l'on prenne
le sulfonal, le sommeil est encore plus profond qu'à
l'ordinaire et les quintes de toux de la bronchite aiguë
sont mieux supprimées qu'avec 0 gr. 01 centigr. de
morphine.

Rosin insiste sur la sensation vertigineuse ; il l'a
trouvée durable dans certains cas. En tout cas, il
n'y avait pas d'autres symptômes incommodes. Il arrive
à cette conclusion que la dose de 4 grammes est trop
forte et qu'il ne faut pas y recourir sans nécessité
urgente. La véritable dose soporifique de sulfonal est
celle de 2 grammes, et dans toutes les insomnies simples
elles est à recommander.

---

(1) Heinrich Rosin. — *Ueber die Wirkung des Sulfonals*
Berlin. Klin. Wochen., 1888, N° 25, p. 499.

Schwalbe (1), sur 50 sujets atteints des affections les plus diverses, a obtenu assez rapidement le sommeil chez 33. Le succès était toujours constant dans le cas d'insomnie nerveuse, mais incertain et faible dans le cas d'affections organiques ; l'auteur conclut de là que le sulfonal est plutôt un hypnotique qu'un narcotique. Dans les affections fébriles comme la fièvre typhoïde ou la pneumonie et dans toutes les maladies où l'on peut redouter l'affaiblissement du cœur, le sulfonal est préférable à la morphine et au chloral, parce qu'il ne modifie aucunement ni la température, ni le pouls, ni la respiration. Il est utile non seulement chez l'adulte, mais aussi chez l'enfant. La dose pour l'adulte est de 1 à 2 grammes. Les accidents, sans aucune gravité et très passagers, tels que vertige, céphalée, malaise, vomissements, diarrhée, se sont manifestés sous l'influence de ce médicament dans dix cas seulement.

Oestreicher (2) a essayé le sulfonal surtout chez les morphinomanes. Il le donnait à la dose de 2 à 3 grammes dans un verre d'eau, et au début du traitement par la suppression brusque il a constaté une action aussi inefficace que celle du chloral, de l'amylène ou de la paraldéhyde. Chez les autres malades, le sulfonal s'est montré comme un soporifique inoffensif ne déterminant aucun phénomène consécutif désagréable, n'ayant aucune action fâcheuse sur la respiration, le pouls ou les reins. Cependant il constate que son action n'est pas absolument certaine, mais, lorsqu'il agit, sa force paraît égale au chloral auquel il est toutefois supérieur chez les cardiaques ; en outre, il ne détermine pas d'ivresse ni d'excitation passagère et le sommeil qu'il provoque

---

(1) Schwalbe. — *Zur klinischen Würdigung der Sulfonalwirkung. Deut. Medic. Wochen.*, 1888, N° 25, p. 499. — *Nachträgliche Bemerkungen über die Sulfonalwirkung. Deut. Medic. Woch.*, 1888, N° 35.

(2) Oestreicher Carl. — *Zur Wirkung des Sulfonals. Berl. Klin. Wochen.*, N° 25, 1888, p. 501.

est profond et durable. L'observation a porté sur 50 malades.

D'après Ewald(1) le sulfonal aurait son application heureuse dans les cas des troubles fonctionnels du système nerveux et de psychose ; il n'aurait qu'une action douteuse dans les cas d'insomnie tenant à une affection organique (cœur, artério-sclérose, emphysème, etc...). Il démontre que l'élimination de ce médicament est très lente et que, restant longtemps dans l'organisme, il continue son action les jours qui suivent son administration. Il cite l'observation d'une aliénée âgée qui, après avoir pris 2 grammes de sulfonal, est restée deux jours après plongée dans la somnolence. Ce fait se reproduisait chaque fois que l'on lui donnait cette dose.

Fraenkel (2) s'est servi dans ses expériences non pas du sulfonal de Beyer, mais de celui de Riedel, qui a un goût beaucoup plus amer. Les aliénés et les individus auxquels il a administré ce sulfonal-Riedel, à la même dose que l'on donne le sulfonal-Beyer, ont très bien dormi, mais le lendemain de l'administration du médicament, pendant toute la journée, les sujets éprouvaient une lassitude extrême, une lourdeur de tête et une sensation de brisure dans les membres.

Salgo (3) a fait des expériences comparées sur l'hyoscine et le sulfonal. Pour ce dernier il a constaté une action nette à la dose de 1 à 3 grammes une demi-heure après son administration ; le sommeil obtenu durait de 6 à 8 heures.

Les expériences de Langaard et Rabow (4) confirment celles du professeur Kast que nous avons exposées plus

---

(1) Ewald. Sulfonal.— *Berlin. Klin. Woch.*, 1888, n° 25, p. 516.
(2) Fraenkel. — *Einige Bemerkungen ueber die Wirksamheit des Sulfonals.* Ibid., 1888, n° 30.
(3) Salgo.— *Hyoscin und Sulfonal. Wien. Medic. Wochen..* n° 22, 1888.
(4) Langaard und S. Rabow. — *Ueber Sulfonal* Thérap. Monatshefte, 1888, mai.

haut. De même Kramer (1) répéta les premiers essais de Kast et est arrivé aux mêmes conclusions, qu'il a communiquées au mois de juin 1888 à la 13ᵉ réunion des neurologistes et médecins aliénistes du sud-ouest de l'Allemagne. Il a cherché à déterminer l'influence des différents remèdes hypnotiques sur la digestion sto-macale, et tandis que le chloral, la paraldéhyde et l'hy-drate d'amylène déterminaient un ralentissement de cette fonction, le sulfonal ne l'entravait d'aucune façon.

Otto (2) a essayé le sulfonal d'une part, comme un moyen calmant dans certains états d'excitation pro-longée, et d'autre part comme un hypnotique. Le nombre de malades observées (femmes) était de 35. D'une façon générale les résultats étaient satisfaisants, et ce n'est que très rarement qu'il observait des accidents d'ailleurs insignifiants, comme vertige, nausées, etc. Pour obtenir un effet calmant dans le cas où l'excitation dépend d'une douleur névralgique quelconque, il con-seille des doses fractionnées de 0 gr. 50 centigr. répé-tées 5, 6 fois par jour. Pour l'effet hypnotique il est préférable de donner en moyenne 2 grammes en une seule fois.

Pour comparer l'action du sulfonal avec les autres hypnotiques, Ruscheweyh (3) a fait plusieurs expé-riences qui démontrent que les maniaques qui dor-maient pendant huit heures consécutives, avec 2 à 3 grammes de sulfonal, supportaient sans aucun effet fa-vorable 4 grammes de paraldéhyde et 3 gr. 1/2 d'hy-drate d'amylène ; en outre, les mélancoliques auxquels on administrait 0 gr. 10 centigr. d'opium pour la nuit ne pouvaient pas dormir du tout, tandis que 1 gramme

(1) Kramer. — *Uber die Wirkung des Sulfonals bei Geistes-kranken. Münch. Medic. Wochen.*, 1888, nº 24.

(2) Otto.— *Ueber Sulfonal. Algem. Zeitschrs. für Psychiatrie*, 1888, 45 Band, 4 Heft.

(3) Ruscheweyh.—*Zur Darreichung und Wirkung des Sulfo-nals*; in *Neurol. Centralblatt*, nº 21, 1888.

de sulfonal déterminait chez eux un sommeil durant plusieurs heures de suite.

Des effets négatifs (25 p. 100) et rarement des phénomènes fâcheux du sulfonal ont été observés par le Pr Kisch (1) (Prague-Marienbad). Il cite l'observation d'un neurasthénique chez lequel le chloral et la morphine ne pouvaient pas combattre l'insomnie ; à plusieurs reprises 2 grammes de sulfonal ont déterminé l'effet désiré ; mais, une fois, cette dose n'a pas agi et le malade a pris en plus 1 gramme ; sous l'influence de 3 gr. de sulfonal, il se sentait le lendemain matin profondément anéanti avec un pouls très lent et faible ; il a fallu employer des excitants pour faire disparaitre ces phénomènes au bout de plusieurs heures. Il est très important, au point de vue pratique, de connaître l'influence des doses trop fortes de ce médicament, et nous avons trouvé une observation de Fischer (2) qui mérite d'être rappelée à ce point de vue. Il s'agit d'un morphinomane qu'on traitait par la suppression totale de la morphine et de la cocaïne, et à qui on donnait journellement 2 grammes de sulfonal. Progressivement on commence à noter chez lui, au bout de plusieurs jours, des phénomènes ataxiques, d'abord dans les extrémités inférieures et ensuite dans les extrémités supérieures : ainsi, il ne marchait qu'en chancelant, en se tenant près des murs ; dans l'obscurité, l'incoordination des mouvements s'accentuait encore davantage ; son écriture est devenue tremblante et la parole difficile. Il est assez curieux de noter qu'il s'est produit en même temps une certaine obnubilation de la conscience, car le malade lui-même ne se rendait pas compte de ses troubles moteurs ; il niait même leur existence de la façon la

---

(1) Prof. Kisch.—*Zur Kasuistik der Sulfonalwirkung.*(*Berlin. Klin. Wochenschrift.*, 1889. n° 7.)

(2) F. Fischer. — *Ueber die Wirkung übermässiger Dosen von Sulfonal.* (*Neurol. Centralblatt*, n° 7, 1889.)

plus formelle, lorsque le médecin se permettait d'attirer sur eux son attention. On a commencé alors à diminuer la dose du sulfonal d'une manière très lente, et les troubles moteurs ont disparu peu à peu, en même temps que la conscience du malade s'est éclaircie ; cependant, il ne pouvait jamais se rappeler les phénomènes ataxiques présentés par lui antérieurement, quoiqu'il se souvenait parfaitement des questions de son médecin à ce sujet. Cette observation montre l'inconvénient des doses agglomérées de sulfonal qui peut produire, dans ces conditions, une certaine intoxication peu grave d'ailleurs et disparaissant très rapidement aussitôt que l'on supprime l'administration du médicament.

Une observation analogue (chez un médecin morphinomane) a été publiée par Bornemann(1), avec cette particularité que, dansle décubitus dorsal, le malade éprouvait une sensation d'oscillation comme sur un bateau et que les phénomènes ataxiques persistaient pendant 4 jours. Nous devons citer aussi les résultats obtenus par Connolly Norman (2), qui a employé le sulfonal chez 24 aliénés. Il constate un effet favorable chez 22, parmi lesquels deux résistaient à tous les autres narcotiques connus. La majorité des cas traités était constituée par des mélancoliques qui, grâce à ce médicament, devenaient plus calmes et pouvaient dormir d'un sommeil naturel, dépourvu de toute espèce de rêves ; au réveil aucun phénomène insolite.

Mme Boutschinsky (3), médecin de l'hospice d'aliénés de Saint-Nicolas, à Saint-Pétersbourg, rapporte 22 ob-

---

(1) Bornemann. — *Ein Fall von Sulfonal intoxication.* (*Deutsche Medicin. Zeit.*, 1888, n° 25).

(2) Connolly Norman. — *Sulphonal.* (*The Dublin Jour. of Med. scien.* Janv., 1889).

(3) Mme Boutschinsky. — *Quelques observations sur l'action du sulfonal chez les aliénés* (en russe). (*Journal du prof. Meriëëvshy*, 1889, Fasc. I, p. 170.)

servations qui, presque toutes, accordent au sulfonal une action soporifique supérieure à d'autres médicaments analogues. D'après cet auteur, les contre-indications seraient : l'artério-sclérose, la dégénérescence graisseuse du cœur, l'hypérémie cérébrale et les inflammations des méninges ou de l'encéphale. Il émet, en outre, l'hypothèse que le sulfonal produit une hypérémie cérébrale ; dans plusieurs cas, l'administration de ce médicament était suivie d'une accélération du pouls et d'une excitation psychique générale ; en outre, dans un cas, l'auteur aurait noté du myosis et de l'exagération du phénomène du genou. Dans un cas, avec la dose de 5 gr., nous avons pu observer l'exactitude des phénomènes du côté du pouls.

En France, le sulfonal a été expérimenté chez les aliénés, pour la première fois, par M. Samuel Garnier(1) qui a recueilli 17 observations très complètes, concluant à l'efficacité hypnotique incontestable de ce médicament à la dose de 2 à 5 grammes ; M. Garnier a expérimenté en plus sur lui-même, son interne et le surveillant en chef de l'asile qu'il dirige, et, dans tous ces cas, le sommeil était normal et le réveil n'était suivi d'aucun phénomène désagréable. L'auteur insiste, avec juste raison, sur ce fait que la dose, pouvant provoquer un sommeil d'une durée donnée, varie d'un individu à un autre ; aussi, pour déterminer cette dose chez les malades, il est essentiellement nécessaire de tenir compte de toutes les circonstances relatives au patient et notamment du sexe, de l'âge, de l'état général, du degré de son anxiété ou de son excitation. Les contre-indications seraient, pour M. Garnier, les formes congestives de la folie.

---

(1) Samuel Garnier. — *Note sur le sulfonal et son action somnifère* (*Progrès médical* du 13 oct. 1888, p. 254). — Même auteur. *Du sulfonal et de la valeur de son emploi comme hypnotique chez les aliénés.* (*Annales médico-psychologiques*, 1889, n⁰ˢ 1 et 2, t. IX).

ROUBINOVITCH.

2

A la suite de ce travail et aussi des notes de MM. Pachoud et Claret (de Suisse) et de Funaioli et Raimondi (de Sienne), M. Marandon de Montyel (1) a fait une communication à la Société médico-psychologique sur « les dangers du sulfonal ». Pour lui, le sulfonal est inefficace à 2 grammes et toxique à 4 grammes. Sur vingt et un aliénés, savoir : onze vésaniques, deux déments séniles, quatre paralytiques, un épileptique et trois alcooliques, auxquels on administrait de 3 à 4 gr. de sulfonal, ce médecin a relevé des symptômes alarmants du côté de l'intelligence dans vingt cas, des troubles graves de la motilité (des parésies et presque des paralysies) dans vingt cas également, du côté de l'estomac (nausées, vomissements) dans huit cas, du côté de l'intestin (diarrhée) dans sept cas, et enfin du côté de la cénesthésie une sensation très pénible de froid intense avec violents frissons dans neuf cas ; il conclut que le sulfonal aux doses indiquées (3, 4 gr.) doit être sévèrement proscrit de la thérapeutique des aliénés.

Mon excellent maître, M. Aug. Voisin (2), a cité, dans la séance du 27 mai 1889 de la même année, sept observations des malades de son service à la Salpêtrière chez lesquelles le sulfonal, à la dose de 1 gr. à 1 gr. 50, déterminait un sommeil, pendant une moyenne de 6 à 9 heures, sans cauchemars, sans malaise au réveil, sans troubles digestifs, ni aucun symptôme d'intoxication.

D'un autre côté, M. le Pʳ Mairet (3), (de Montpellier),

---

(1) Marandon de Montyel. — *Des dangers du sulfonal.* (*Annales médico-psychol.*, 1889, n° 3, t. IX). — Même auteur. *Recherches cliniques sur le sulfonal chez les aliénés.* (*France médicale*, 1889, 133-137).

(2) M. Aug. Voisin. — *Du sulfonal.* (*Annales médico-psychologiques*, 1889, n° 1, t. X).

(3) M. A. Mairet. — *Étude physiologique du sulfonal.* (*Bull. médical*, nᵒˢ 16 et 17, 1889).—Même auteur. *Action thérapeutique du sulfonal.* (*Bull. médical*, nᵒˢ 25 et 26, 1889).

a expérimenté également sur les aliénés au nombre de 32, dont 25 femmes et 7 hommes. Tant qu'il donnait le sulfonal à un malade toujours à la même dose (2 à 3 grammes), il obtenait souvent une action hypnotique très efficace, mais, dès le troisième jour, il observait des phénomènes insolites, tels que : pâleur de la face, fatigue, perte de l'appétit, quelquefois des vomissements et, dans plusieurs cas, de la peine à marcher ; il est vrai que ces signes secondaires disparaissaient 24 ou 48 heures après la suppression du médicament. L'auteur a modifié alors le mode d'administration : il donne le sulfonal à dose élevée (2, 3, 4 grammes selon les indications) pendant un jour seulement, tandis que les jours suivants il ne le donne qu'à dose beaucoup plus faible (1 gramme, 0 gramme 50 centigr.). Chez douze malades, il a employé le sulfonal de cette manière et 10 fois il lui a donné des résultats absolument favorables et pendant très longtemps. Il conclut que le sulfonal lui paraît appelé à jouer un rôle considérable en aliénation mentale, que ce médicament réussit aussi bien dans les insomnies liées à des lésions fonctionnelles comme à des lésions organiques du système nerveux ; qu'il réussit même lorsque l'agitation est portée très loin et dans les cas où tous les autres hypnotiques ont échoué, à condition d'employer le mode d'administration qu'il préconise, afin d'éviter les effets secondaires.

M. le Dr Séglas (1) a expérimenté le sulfonal chez un morphinomane de 50 ans et, même à la dose de 3 gr., il n'a pu obtenir aucun effet soporifique ; il a observé, au contraire, des phénomènes insolites tels que : engourdissement, vertiges.... On voit donc que la question de l'action du sulfonal chez les aliénés est très dis-

---

(1) Voir l'Obs. XXXIV dans la thèse du Dr Deuthuille : *Etude sur le sulfonal.* Paris, 1889.

cutée, c'est ce que constate le Pr G. Séc dans sa xxxixe clinique (1) consacrée à ce nouveau médicament.

Voyons maintenant les résultats que nous avons ob-servés nous-même sur 24 malades (femmes), dont 6 atteintes de manie chronique, 3 de mélancolie, 5 de démence, 2 de paralysie générale, 4 d'hystérie avec délire, 2 de manie aiguë, 1 d'apoplexie cérébrale, 1 d'alcoolisme.

On comprend facilement qu'il n'était pas toujours facile d'examiner avec toute l'attention, chez nos aliénées en observation, le pouls, la t°, la respiration, l'urine, etc... Souvent, en présence d'une malade endormie, nous craignions de la réveiller par un examen intempestif. Ce n'est que dans quelques cas seulement, particulière-ment favorables, que nous avons pu appliquer le sphygmo-graphe, le thermomètre et examiner avec soin les urines ; dans la majorité des cas, nous étions forcés de nous contenter d'un examen clinique ordinaire et de constater les faits principaux suivants : 1° le médicament a-t-il été réellement absorbé par la malade ? 2° quelle dose a été absorbée ? 3° combien d'heures après l'in-gestion du sulfonal la malade s'est-elle endormie ? 4° combien d'heures a-t-elle dormi ? 5° quels étaient les phénomènes insolites qui accompagnaient ou qui suivaient l'administration du sulfonal. Dans un cer-tain nombre de cas, lorsque ce médicament était employé assez longtemps, on pesait les malades au commencement et à la fin du traitement, dans le but de déterminer si le sulfonal avait une action fâcheuse sur la nutrition générale.

Le sulfonal dont nous nous servions venait de la Pharmacie centrale des hôpitaux et hospices, et, d'après les renseignements pris, c'était du sulfonal Bayer. Pour

---

(1) G. Séc.— *Nouveaux somnifères : sulfonal.* Leçon recueil-lie par M. Marquezy. (*La Médecine moderne*, 1890, n. 23, p. 441).

éviter les répétitions, disons que le médicament était administré par nous-même, tantôt sous forme de poudre cachée dans du pain azyme, et dans ce cas on donnait à la malade à boire (immédiatement après l'ingestion) un ou deux verres de tisane ou du bouillon tiède; tantôt, chez les malades difficiles, nous mettions le sulfonal dans leur potage ou dans leur vin. Généralement, c'est entre 5 et 7 heures du soir que nous administrions le médicament, et dans tous les cas au commencement du repas. Nous faisions ensuite des rondes à des heures déterminées de la nuit pour noter l'état des sujets soumis au traitement.

Ceci dit, passons à l'exposition des résultats obtenus en commençant naturellement par des observations qui ont pu être conduites d'une façon plus complète et pendant une période assez longue.

OBSERVATION I.— M....y, Marie-Louise, âgée de 21 ans, employée au Crédit Lyonnais, est atteinte d'alcoolisme subaigu. Père alcoolique. Elle-même se présente avec un facies légèrement boursouflé et un tremblement des membres. Elle ne repose pas la nuit: un lion et un tigre la poursuivent, elle les voit remuer continuellement: tantôt ils sont dans le jardin, tantôt ils se trouvent à côté de son lit. Par moment elle sent autour de sa gorge un serpent qui la serre et l'étouffe; quelquefois elle se voit entourée de chiens et de cerfs: c'est comme un kaléidoscope, où les figures se succèdent dans un mouvement perpétuel. La couleur de ces visions est toujours la même: noire. C'est à 5 heures du soir qu'elles se montrent, elles durent toute la nuit et vers les 8, 9 heures du matin se dissipent en pâlissant. Pas de troubles appréciables du côté de la sensibilité cutanée. Pas de rétrécissement du champ visuel. Sueurs nocturnes et crampes dans les mollets. Renvois, gaz, pituites matutinales. Faisait des excès de vulnéraire et de vin.

Avant de la soumettre au traitement par le sulfonal, nous l'avons pesée (102 livres 1/2), examiné son pouls et ses urines; ces dernières, au point de vue de leur densité qui variait entre 1015 et 1017, de leur quantité en 24 heures qui est de 1 litre 1/2 et de leur richesse en urée dosée avec l'uréomètre du Dr Noël, qui est de 23 à 24 grammes par 24 heures. Le tracé sphygmographique du pouls ne présente rien d'anormal.

Le 15 décembre, son sommeil étant toujours très insuffisant et agité malgré les bromures et le chloral à la dose de 1 gr. à 1 gr. 50 centigrammes, nous lui donnons, dans une tasse de bouillon tiède, 1 gramme de sulfonal, à 7 heures du soir. Deux heures après elle dormait et paraissait calme. A 10 heures du soir nous l'avons trouvée éveillée et hallucinée comme d'habitude : c'était le lion et le tigre qui voulaient se jeter sur elle. A minuit et demi nous l'avons retrouvée calme, profondément endormie. Ce sommeil a duré deux heures, et à partir de 3 heures du matin elle est de nouveau en présence des lions et des tigres. Elle a dormi, en somme, trois heures durant la nuit du 15 au 16 décembre. Le matin elle était fatiguée comme d'habitude, mais nous n'avons constaté aucun phénomène insolite. Nous avons continué le traitement pendant quinze jours en variant les doses de 1 à 2 grammes comme on le voit très nettement dans le petit tableau suivant :

Obs. I. — M......y. — *Alcoolisme subaigu.*

Jour d'administrat⁰ du sulfonal.	Dose.	Combien d'heures après M.......y s'est-elle endormie ?	Combien d'heures a-t-elle dormi ?	Phénomènes insolites concomitants ou consécutifs.
15 déc. 89	1 gr.	2 h. après.	3 h.	—
16 —	1 gr.	1 h. 1/2	4 h.	—
17 —	1 gr.	2 h.	6 h.	—
18 —	1 gr.	2 h.	4 h.	—
19 —	2 gr.	2 h.	7 h. 1/2	—
20 —	2 gr.	1 h.	4 h.	Le 21, le mat., étourdissement et céphalalgie ; à midi le malaise a disparu.
23 —	1 gr.	2 h.	6 h.	—
26 —	2 gr.	2 h.	9 h.	—
27 —	0	—	8 h.	—
28 —	0	—	8 h.	—
29 —	0	—	8 h.	—
30 —	0	—	7 h.	—

Ce tableau montre d'abord qu'avec 1 à 2 grammes de sulfonal on a pu provoquer un sommeil durant de trois à neuf heures et qui arrivait généralement une ou deux heures après l'administration du médicament ; il montre encore que la dose de 2 grammes répétée deux fois de suite a déterminé chez M....y un petit malaise caractérisé surtout par une céphalalgie fronto-pariétale et une sensation de léger étourdissement ou d'ivresse, phénomènes qui se sont dissipés six heures après ; de plus, les jours intercalaires où le malade ne prenait pas de sulfonal (les 21, 22, 24...), elle dormait de deux à huit heures ; mais ce qui est surtout instructif, c'est le rétablissement du sommeil normal, car, à partir du 27 décembre, on a supprimé complétement le sulfonal et malgré cela elle continuait à dormir les nuits suivantes pendant un nombre d'heures assez suffisant : de sept à huit heures. Le sommeil obtenu était calme, dégagé de tout cauchemar, et à partir du 17 décembre les visions qui apparaissaient en dehors du sommeil ont perdu de leur intensité ; à partir du 24 décembre la malade n'avait plus d'hallucinations.

A mesure que son sommeil devenait meilleur, l'état général s'améliorait et le 31 décembre on a pu constater que son poids a augmenté de plusieurs livres, elle pesait ce jour 53 kilogs. La quantité d'urines de 24 heures n'a pas changé ; leur densité était de 1016 ; l'urée dosée avec le même appareil était de 26 grammes en 24 heures. Le tracé sphygmographique paraissait identique à celui du 15 décembre.

Obs. II. — La nommée A...ry, Angélina, âgée de 28 ans, lingère, est atteinte de dépression lypémaniaque avec hallucinations et idées de persécution. Dans les antécédents héréditaires on ne trouve rien à noter. Dans les antécédents personnels on relève des accidents hystériques : boule, étouffements, etc. A l'âge de 20 ans elle a subi une ovariotomie, et c'est à partir de cette époque que se déclarent chez elle des idées de tristesse et de persécution. Tentative de suicide, au mois de mars 1888, au moyen d'un réchaud. Entend des voix qui lui reprochent sa conduite et qui l'insultent. Actuellement, délire très intense, sommeil nul. Le tableau qui suit donne une idée de l'emploi du sulfonal dans ce cas.

L'effet du sulfonal, dans ce cas, était d'autant plus remarquable que la malade souffrait d'une insomnie absolue et la première nuit, avec 2 grammes de ce médicament, elle a dormi 9 heures et demi. La dose de 3 grammes, qui était évidemment excessive, a produit chez elle un sommeil très lourd et prolongé pendant 10 heures ; en outre, pendant toute la journée, elle était somnolente et fatiguée. La suppression totale du médicament produisait nettement une diminution sensible dans le nombre d'heures du sommeil. En employant la méthode du Pr Mairet, comme l'indique le tableau, on pouvait prolonger le traitement pendant neuf jours consécutifs sans observer le moindre accident.

Obs. II. — A......ry. — *Délire mélancolique.*

Jour d'administrat⁰ du sulfonal.	Dose	Combien d'heures après A......ry s'est-elle endormie ?	Nombre d'heures de sommeil obtenu.	Phénomènes insolites concomitants ou consécutifs.
22 déc. 89	2 gr.	2 h.	9 h. 1/2	—
23 —	1 gr.	2 h. 1/2	8 h.	—
24 —	1 gr.	2 h.	8 h. 1/2	—
25 —	0 gr. 50	—	4 h.	—
26 —	1 gr.	2 h.	8 h.	—
27 —	1 gr.	3 h.	7 h.	—
28 —	0 gr. 25	—	6 h.	—
29 —	0 gr. 25	—	5 h.	—
30 —	0 gr. 25	—	4 h.	—
10 janv. 90	3 gr.	1 h.	10 h.	Somnolente pendant toute la journée du 11.
11 —	1 gr.	1 h.	9 h.	—
12 —	1 gr.	1 h.	9 h.	—
13 —	0	—	7 h.	—
14 —	0	—	6 h.	—
15 —	0	—	6 h. 1/2	—

Obs. III. — La nommée P...an, Hermance, âgée de 32 ans, couturière, est atteinte de délire mélancolique avec excitation, craintes, lamentations, insomnie. Elle a fait une tentative de suicide en se jetant du second étage. Fractures multiples des membres inférieurs et du bras gauche ; eschare très profonde à la partie inférieure de la région dorsale. Dans ce cas, nous nous sommes servi en même temps de la morphine en injections hypodermiques et du sulfonal par la bouche. Le sulfonal seul, même à la dose de 3 grammes, ne pouvait jamais produire chez cette malade du sommeil ; pour obtenir cet effet il fallait d'abord calmer la douleur, due aux fractures, par des injections de morphine à la dose de 1 à 2 centigrammes. C'est à cette condition qu'avec 2 grammes de sulfonal on arrivait à procurer à la malade de 5 à 6 heures de sommeil par nuit. La morphine seule calmait la douleur, mais ne produisait aucun effet soporifique. A part l'état grave de la malade, à cause de ses fractures et son eschare, nous n'avons observé aucun accident qu'on pourrait rattacher au sulfonal qui a été donné pendant quinze jours consécutifs à la dose variant de 1 à 3 gr. En outre, nous avons pu constater que ce médicament, donné dans la journée à dose fractionnée de 25 centigrammes, d'heure en heure, ne calmait nullement les sensations douloureuses.

Obs. IV. — La nommée G....d, Marie, âgée de 43 ans, employée de commerce, est atteinte de délire lypémaniaque avec excitation, préoccupations hypocondriaques et hallucinations de la sensibilité générale. La nuit elle déclame. On lui donnait presque tous les soirs 1 à 2 grammes de chloral qui lui procurait ordinairement 3, 4 heures de sommeil. Pendant quinze jours, nous la mettons au sulfonal, à la dose variant de 1 à 2 grammes. Elle s'endormait généralement une heure après avoir pris le médicament. Le 25 décembre, nous avons pu constater une modification dans le pouls deux heures après l'ingestion de 2 gr. du médicament ; au moment de l'administration, le pouls était de 80, et deux heures après il paraissait plus plein, presque bondissant et le nombre de pulsations était de 108. Cette suractivité du côté du pouls existait encore une heure après ; puis, au bout d'une demi-heure, il est redevenu à peu près comme auparavant. Le nombre d'heures de sommeil variait entre 5 et 8 heures, c'est-à-dire le double de ce que produisait la même dose du chloral. Nous n'avons relevé aucune manifestation insolite.

Obs. V. — La nommée B...ni, Dominica, couturière, âgée de 23 ans, est atteinte de manie aiguë avec désordre des idées et des actes ; cris, chants, insomnie. Irritabilité depuis 3 ans avec crises hystériformes à chaque époque cataméniale. Rêves et cauchemars avec éléments de frayeur. Son attitude dans le service se résume ainsi : jour et nuit elle frappe à la porte de sa cellule, chante ou crie, maltraite les infirmières. Elle présente, à l'auscultation, un souffle anémique très net, le pouls paraît un peu faible, mais régulier. Il a été donné à cette malade 20 doses de sulfonal variant entre 5 et 2 grammes. Le sommeil ne pouvait être obtenu qu'à la dose de 3 grammes au moins ; il arrivait tantôt trois quarts d'heure après l'ingestion du médicament, tantôt l'effet ne se déclarait que six heures après ; il durait d'un quart d'heure à 11 heures. La première dose que nous lui avons administrée était de 3 grammes ; elle s'est endormie 4 h. 1/2 après et elle a dormi 3 heures sans s'éveiller ; puis elle s'est relevée brusquement, s'est mise à pleurer et quelques instants après à rire ; elle se sentait étourdie, peu solide sur ses jambes ; elle se plaignait d'avoir la tête lourde, une heure après elle paraissait endormie de nouveau ; ce calme a duré trois quarts d'heure à peu près, et à partir de ce moment jusqu'au matin elle était excitée comme d'habitude. Vue et examinée dans la journée elle ne présentait aucune modification dans sa marche et son mal de tête n'existait plus. Nous avons donné, une fois, la dose de 5 *grammes* à titre d'essai ; le sommeil est venu trois quarts d'heure après ; et déjà un quart d'heure après l'ingestion B...ni est devenue taciturne ; elle s'est mise dans un coin de sa cellule, et là, assise, elle tenait sa tête appuyée contre le mur ; elle se plaignait d'étourdissement, d'un sentiment de fatigue et manifestait le désir de dormir. Elle s'est endormie, en effet, et nous avons pu constater chez elle une rougeur de la face qui contrastait singulièrement avec sa pâleur ordinaire. Elle a dormi 11 heures de suite, sans changer d'attitude, sur son matelas ; son pouls, de 90, était, une heure après l'ingestion, de 102 à 108. Examiné trois heures après, le pouls était de 96 ; au réveil, il paraissait plus faible au toucher et on comptait 100-102 pulsations par 1'. La t°. qui était avant l'ingestion du sulfonal de 37°3, était, quatre heures après, de 37°6. En même temps, nous avons pu constater que le nombre de respirations par 1' s'est augmenté deux heures après l'ingestion, et de 18 il est devenu 24. Cette accélération dans la respiration existait jusqu'au réveil ; nous avons constaté, à ce moment, un abattement très prononcé ; elle portait sa main vers le creux épigastrique ; elle avait des nausées ; la tête était lourde et elle se sentait comme ivre. Nous avons essayé de la lever, mais elle trébuchait sur ses jambes et ne pouvait se tenir debout. Elle bavardait d'une voix douce et disait en riant : « Je suis saoule ». Deux heures après elle a mangé sa soupe, mais paraissait encore étourdie ; sa sensibilité cutanée, cependant, était intacte et les réflexes rotuliens parfaitement conservés. Toute la journée elle paraissait plus calme, mais le soir elle s'est excitée de nouveau et jusqu'à minuit elle criait dans sa cellule et frappait la porte avec ses mains ; à minuit elle s'est endormie pour trois heures sans qu'on lui donne un hypnotique.

Nous avons pu examiner chez cette malade les urines avant et pendant le traitement. La réaction était acide dans les deux cas ; jamais nous n'avons constaté des différences sensibles du côté de la densité de l'urine ou de la quantité d'urée : la première variait avant le traitement entre 1018 et 1020, et à la suite du sulfonal nous observions les mêmes chiffres ; l'urée était de 17 par litre.

Les jours qui suivaient l'administration du sulfonal, la malade paraissait un peu moins excitée, quand les doses variaient entre 3, 4 grammes. Avec la dose de 2 grammes, le sommeil arrivait très tard et durait à peine une heure ; une fois même il n'a duré qu'un quart d'heure. En résumé, la dose d'élection nous a paru être dans ce cas particulier de 3 grammes avec lesquels on pouvait obtenir en moyenne de 4 à 6 heures de sommeil et de calme.

Voici le tableau qui résume ce cas :

OBS. V. — B......ni. — *Manie aiguë.*

Jour d'administrat⁰ du sulfonal.	Dose.	Combien d'heures après B......ni s'est-elle endormie ?	Combien d'heures a-t-elle dormi ?	Phénomènes insolites concomitants ou consécutifs.
2 janv. 90	3 gr.	4 h. 1/2	3 h. 1/2	Légère excitation avec étourdissement, faiblesse dans les jambes, troubles passagers.
3 —	2 gr.	5 h.	3/4 h.	—
4 —	2 gr.	6 h.	1/4 h.	—
5 —	2 gr.	5 h. 1/2	1 h.	—
6 —	3 gr.	4 h. 1/2	3 h.	—
7 —	0	—	—	—
8 —	0	—	—	
9 —	5 gr.	3/4 h.	11 h.	Pendant 12 h., nausées, ivresse, impossibilité de marcher, mais pas de troubles de la sensibilité cutanée.
10 —	0	—	3 h.	—
11 —	4 gr.	2 h.	9 h.	Le 12, mal à la tête, trébuche. Excitée comme d'habitude.
13 —	3 gr.	2 h. 1/2	8 h.	—
14 —	4 gr.	2 h.	8 h.	Le 15, a refusé de manger le matin ; le soir l'appétit revenu.
16 —	3 gr.	3 h. 1/2	4 h.	—
17 —	3 gr.	4 h.	5 h. 1/2	—
18 —	3 gr.	3 h.	7 h.	—
20 —	4 gr.	1 h. 1/2	8 h.	Le 21, a vomi le matin son café au lait ; le soir va bien.
22 —	3 gr.	4 h.	6 h. 1/2	—
23 —	2 gr.	5 h. 1/2	1 h.	—
24 —	2 gr.	6 h. 1/2	1/2 h.	—
25 —	2 gr.	5 h.	1/4 h.	—
26 —	3 gr.	3 h. 1/2	4 h.	—
27 —	3 gr.	4 h.	7 h.	—
28 —	3 gr.	4 h.	3 h. 1/2	—
29 —	0	—	1 h.	—
30 —	0	—	—	—

Les accidents légers observés dans ce cas tenaient évidemment à des doses trop élevées, au-dessus de 3 grammes ; ces accidents — faiblesse des jambes, nausées — ne se prolongeaient jamais au delà de 12 heures. Quant à la dose de 3 grammes elle était très utile, car elle pouvait être donnée plusieurs jours sans provoquer le moindre malaise chez B...ni, tout en lui procurant plusieurs heures de repos.

Obs. VI. — La nommée P...od, Jeanne, femme de chambre, âgée de 26 ans, est atteinte d'excitation maniaque avec désordre dans les idées et dans les actes, loquacité, propos incohérents, insomnie. Accouchée depuis 8 jours. Pas de fièvre. Le 26 janvier 1890 on lui donne 2 grammes de sulfonal et deux heures après elle s'est endormie d'un sommeil calme, sans rougeur de la face, sans aucune manifestation particulière du côté du pouls ou de la t°. Le système respiratoire ne s'est pas modifié. Elle a dormi en tout 8 heures avec des intervalles de réveil pendant une demi-heure à trois quarts d'heure. Le matin, au moment de la visite, on a constaté une légère hébétude ; une heure après, son excitation habituelle montrait qu'elle était totalement éveillée. La malade a reçu en tout 4 doses de sulfonal à 2 grammes et chaque fois on obtenait le même résultat satisfaisant, sans aucune atteinte de l'état général qui continuait à être bon.

Obs. VII. — La nommée P...n, Léontine, âgée de quarante-deux ans, est atteinte de manie chronique. Elle se trouve dans le service depuis cinq ans. Commencement d'artério-sclérose. Elle est continuellement excitée ; hallucinations multiples et confuses ; elle est violente, emportée ; crie, chante ; insomnie qui ne cédait qu'à 3 grammes de chloral. Le 15 décembre, nous essayons le sulfonal à la dose de 1 gramme qui lui a été donné, dans son potage, à 6 heures du soir. Le sommeil n'est venu que vers 10 heures du soir ; il a duré sans interruption jusqu'à 4 heures du matin, c'est-à-dire 6 heures. Elle s'est réveillée et pendant un quart d'heure elle paraissait légèrement hébétée ; puis elle s'est excitée d'une façon très violente ; son facies n'est pas devenu rouge et le pouls, qui était jusqu'à ce moment à 80, battait de 80 à 86. Elle est devenue un peu plus calme deux heures après. Cette malade a reçu 16 fois la dose de 1 gramme, 10 fois la dose de 2 grammes et 5 fois nous avons essayé de lui donner le médicament à doses fractionnées, dans le jour, pour calmer son état maniaque.

Avec la dose de 1 gramme nous avons enregistré deux insuccès : le sommeil était presque nul ; mais les quatorze autres doses de 1 gramme produisaient un sommeil qui durait toujours plus de 4 heures, et une fois il a même duré plus de 7 h. 1/2. Cette dose provoquait toujours une légère hébétude au réveil, qui se dissipait un quart d'heure ou une demi-heure après sans déterminer de suractivité dans la circulation sanguine générale. La dose de 2 grammes agissait très rapidement : une heure ou une heure et demie après l'ingestion, le sujet s'endormait très profondément. La durée du sommeil était de 8 à 11 heures sans interruption et, au réveil, la malade paraissait hébétée pendant 2 heures ; puis elle reprenait son état habituel. Son appétit était excellent pendant tout le temps du traitement et nous n'avons pas eu à enregistrer des troubles gastro-intestinaux. Les doses fractionnées données à la dose de 0 gr. 25 centigr., quatre fois par jour, nous ont paru calmer l'excitation de la malade et déterminer de la somnolence ; les nuits qui suivaient l'administration de ces doses fractionnées étaient, deux fois sur cinq, plus calmes sans qu'on ait recours à un hypnotique quelconque.

Cette observation que nous avons suivie avec beaucoup d'attention nous a engagé de donner le sulfonal à d'autres maniaques chroniques.

Obs. VIII. — La nommée He...n, Félicité, casquetière, âgée de 35 ans ; en traitement à Sainte-Anne depuis 10 ans, pour un état d'excitation maniaque chronique. Pendant toute la nuit, elle prononce des monologues inintelligibles. Souffle au premier temps avec prolongation dans les carotides. Chez cette malade nous n'avons pas dépassé la dose de 1 gramme que nous avons répétée trente fois. Ainsi, nous lui avons donné, le 17 décembre, à 5 h. 1/2 du soir, 1 gramme de sulfonal dans son potage. Elle s'est couchée à 7 h., et à 8 h., c'est-à-dire 2 heures 1/2 après l'ingestion, nous l'avons trouvée profondément endormie. De même, dans nos tournées de 10 h. du soir, de minuit et 1/2 et de 3 h. 1/2 du matin, nous avons pu constater que le sommeil continuait sans interruption, jusqu'à 5 h. du matin. Chez elle nous n'avons constaté aucune modification du côté de la coloration de la face, ni du côté du pouls ou de la respiration. Nous avons donné le sulfonal à cette dose avec des intervalles de trois jours, pendant lesquels la malade ne prenait aucun hypnotique ; mais la suppression du médicament se manifestait très exactement par une insomnie habituelle. Les urines étaient examinées quatre fois ; elles ne présentaient aucune modification intéressante. Le poids, qui était, le 16 décembre 1889, de 50 kilos, était, le 30 janvier 1890, de 50 kilos 1/2.

Obs. IX. — La nommée M....c, Catherine, âgée de 56 ans, est atteinte, depuis quinze ans, d'excitation maniaque avec hallucinations de l'ouïe (elle entend la voix de son mari qui est dans la maison) et idées de persécution (on lui fait des injures), insomnie contre laquelle on ne réussit qu'avec 3 gr. de chloral. Artério-sclérose très prononcée. Le volume du cœur est légèrement augmenté. Le 19 décembre, on lui donne 1 gramme de sulfonal à 6 h. du soir. Elle s'est endormie à 9 h. et a dormi jusqu'à 11 h. du soir. Le reste de la nuit, elle bavardait. Le 20, nous lui avons donné 2 grammes de sulfonal ; à 9 h. du soir elle dormait, et le sommeil a duré 7 h. Au réveil, on a pu constater une hébétude durant deux heures. Le 21 décembre, on lui a donné 1 gr. 50 centigr. de sulfonal ; elle s'endort 2 h. après l'ingestion et dort 8 h. de suite. Mêmes phénomènes d'hébétude au réveil. Pas de nausées, ni de vomissements. La malade mange avec bon appétit. Nous avons encore répété plusieurs fois (en tout 10) la dose de 1 gr. 50 centigr., avec laquelle nous obtenions toujours un effet favorable, au moins aussi favorable qu'avec 3 grammes de chloral.

Obs. X. — La nommée P....ier, Emilie, âgée de 34 ans, est atteinte d'excitation maniaque chronique avec désordre dans les idées, les actes ; elle déchire ses vêtements, chante, crie la nuit. A première vue, paraît débile. A 26 ans, elle a eu des crises rappelant l'hystéro-épilepsie. Grand-oncle maternel mort vésanique. On traitait jusqu'à présent l'insomnie par le chloral, à dose de 3 grammes, qui procurait 8 h. de sommeil. Le 18 décembre 1889, on lui donne 1 gramme de sulfonal à 6 h. du soir. Elle s'est endormie 3 h. après et a dormi durant 2 h.; le restant de la nuit elle était très excitée. Le lendemain, nous lui donnons 2 grammes qui ont provoqué le sommeil 4 h. après, mais le sommeil s'est prolongé pendant 5 h. 1/2. Le lendemain matin, nous n'avons observé aucun phénomène anormal. Les jours suivants, on donnait de 1 gr. 50 à 2 grammes, mais le nombre d'heures de sommeil étant toujours inférieur à 8, nous avons essayé le 12 janvier 1890 de lui donner 3 grammes de sulfonal. Avec cette dose, nous avons obtenu 9 heures de sommeil, mais, toute la journée du 13, la malade paraissait très abattue et fatiguée ; elle a refusé de prendre ses aliments ; le 14, quand nous avons mis le sulfonal dans son potage, la malade a reconnu la présence du médicament et a refusé de manger. Le 18 janvier, elle a pris facilement 2 gr. de sulfonal qui lui a donné 4 h. de sommeil.

Obs. XI. — La nommée P....re, Marie, âgée de 48 ans, en traitement depuis 6 ans à Sainte-Anne, est atteinte de manie chronique. Artério-sclérose très manifeste. Troubles dyspeptiques depuis fort longtemps en rapport avec la quantité considérable de chloral absorbé dans le but de combattre l'insomnie, à la dose qui n'est jamais inférieure à 3 grammes. Pendant deux semaines, elle recevait tous les deux jours 1 gr. 50 centigr. de sulfonal ; le sommeil arrivait plus tard qu'avec le chloral, trois heures après l'ingestion, mais il durait plus longtemps, de 7 à 9 heures, et ne s'accompagnait d'aucun phénomène du côté des vasomoteurs ; il n'existait pas non plus d'hébétude au réveil. Nous avons pu vérifier, en outre, l'utilité du remplacement, dans ce cas, du chloral par le sulfonal ; déjà, au bout de 8 jours de traitement, l'appétit de la malade s'est amélioré et elle ne se plaignait plus de douleurs dans la région de l'hypogastre gauche.

Obs. XII. — La nommée Gr...i, âgée de 53 ans, est atteinte d'excitation maniaque chronique depuis 15 ans. Elle a reçu 15 doses de sulfonal, dont 10 de 1 gramme et 5 de 1 gr. 50 centigr. L'effet obtenu était équivalent, au point de vue du nombre d'heures de sommeil, à 3 gr. de chloral (elle dormait de 5 à 8 heures). Aucun phénomène anormal au réveil.

Nous avons expérimenté aussi le sulfonal sur des paralytiques générales, mais avec moins de succès et, d'après nos observations, le chloral et, dans beaucoup de cas, les bromures nous ont paru supérieurs et préférables au sulfonal. Citons deux exemples.

Obs. XIII. — La nommée R...e, Léontine, âgée de 38 ans, est atteinte de paralysie générale avec affaiblissement des facultés intellectuelles et principalement de la mémoire, idées de satisfaction, actes inconscients, parole embarrassée, pupilles inégales. Cette malade est turbulente par moments, surtout la nuit. Avec 1 ou 2 grammes de bromure de potassium ou avec 2 ou 3 grammes de chloral, on pouvait obtenir presque toujours une nuit calme. Nous avons essayé pendant 10 jours le sulfonal. Le 16 décembre 1889, la malade a reçu, à 6 h. 1/2 du soir, 1 gramme de ce médicament. Une heure après la malade paraissait légèrement excitée, elle bavardait, faisait des mouvements désordonnés. A 9 heures du soir elle était endormie ; le pouls, qui avant l'ingestion était de 84, était à ce moment de 96. Pas de rougeur de la face. A 11 heures du soir elle est éveillée, essaye de se lever et se met à crier toute la nuit ; à partir de ce moment l'excitation a continué sans qu'on trouve le matin le pouls aussi élevé que dans la nuit : il n'était plus que de 80 à peu près. Aucun phénomène gastro-intestinal. Le 17 au soir on donne à la malade 2 grammes de sulfonal. L'excitation, qui a commencé une heure après et qui s'est manifestée par des mouvements désordonnés, allait en augmentant et a duré toute la nuit sans que la malade se calme pendant quelques minutes au moins. Nous avons essayé des doses fractionnées de 0 gr. 25 centigrammes de sulfonal, répétées 4 ou 6 fois dans la journée : nous n'avons observé aucun phénomène calmant; au contraire, le soir la malade devenait agitée et la nuit était des plus mauvaises. Au bout de 10 jours d'expérimentation, nous avons renoncé à l'emploi du sulfonal dans ce cas et nous sommes revenus au bromure et au chloral.

Voici le résumé de ce cas dans le petit tableau suivant :

Obs. XIII. — R......c. — *Paralysie générale.*

Jour d'administrat⁰ du sulfonal	Dose.	Combien d'heures après R..... o s'est-elle endormie ?	Nombre d'heures de sommeil obtenu.	Phénomènes insolites concomitants ou consécutifs.
16 déc. 89	1 gr.	2 h. 1/2	2 h.	Pouls légèrement accéléré, excitation.
17 —	2 gr.	—	—	Excitation.
18 —	1 gr. en doses fract.	—	—	Excitation à partir du soir et durant toute la nuit.
19 —	2 gr. en doses fract.	—	—	Mêmes phénomènes que les jours précédents.
20 —	1 gr.	3 h.	2 h. 1/2	Sommeil agité, au réveil excitation.
21 —	1 gr.	—	—	Excitation.
22 —	0	—	1 h.	Sommeil agité.
23 —	1 gr.	—	—	Excitation.
24 —	2 gr.	3 h.	1/2 h.	Très excitée au réveil.
25 —	1 gr.	4 h.	3/4 h.	Agitation pendant et après le sommeil.
26 —	1 gr.	3 h.	1 h. 1/2	Idem.

L'examen des urines a été pratiqué cinq fois ; on n'a constaté aucune modification intéressante.

Dans un autre cas de paralysie générale le sommeil a été obtenu, mais il se caractérisait par des interruptions fréquentes ; voici ce cas :

Obs. XIV. — La nommée Ga...t, Louise, âgée de 33 ans, est atteinte de paralysie générale avec excitation, propos incohérents, idées délirantes de richesse et de grandeur. Tentative de suicide. Elle veut avoir tous les enfants du monde pour leur distribuer des millions, etc. De temps à autre elle présente de l'insomnie contre laquelle on employait du chloral à la dose de 2 grammes qui donnait un sommeil de 8 heures. Le 18 décembre 1889 nous lui donnons 1 gramme de sulfonal à 5 heures du soir. Le sommeil ne s'est produit que 5 heures après, à 10 heures du soir. Pas de modifications du côté de la coloration de la face, du pouls et de la respiration. Tout en dormant elle remuait dans son lit et ses lèvres chuchotaient des mots inintelligibles. A minuit elle était éveillée. A 2 heures du matin elle dort de nouveau jusqu'à 3 heures 1/2 ; le sommeil est encore peu calme. A 4 heures du matin on la trouve assise et prononçant des paroles incohérentes: « Vache, cochon, etc. » On la recouche, mais elle ne pouvait plus dormir. Avec 2 grammes de sulfonal, donnés le lendemain, le sommeil est venu également 5 heures après l'ingestion, mais il paraissait plus profond ; nous avons observé encore des interruptions fréquentes, comme si la malade avait des cauchemars qui l'effrayaient. Eveillée, elle s'excitait. Elle était alitée depuis longtemps et il était impossible d'examiner sa marche ; en tout cas, elle nous a paru plus affaiblie que d'habitude pendant toute la journée.

Voyons maintenant nos observations dans la démence :

Obs. XV.—La nommée Le...c, Léontine, âgée de 55 ans, est atteinte d'affaiblissement sénile des facultés intellectuelles avec idées confuses de persécution et turbulence passagère. La nuit elle fait du bruit, se lève, déplace les chaises, découvre les voisines du dortoir, etc... Le 10 janvier 1890 elle a pris 2 grammes de sulfonal à 6 heures du soir ; trois heures après, elle dormait d'un sommeil très calme avec une respiration légèrement soufflante, mais nullement accélérée ; le facies, d'habitude pâle, n'a pas changé de coloration. Elle s'est réveillée à minuit et demi, était légèrement hébétée, mais très calme jusqu'au matin ; elle n'a dormi, en somme, que 3 h. 1/2.

Le lendemain nous lui avons donné encore 2 grammes; le sommeil est survenu plus rapidement, 1 h. 1/2 après l'ingestion du sulfonal, et il a duré plus de 9 heures ; de plus, la malade était somnolente toute la journée. Le 12 janvier nous ne lui donnons que 1 gramme; elle s'endort presque aussitôt et dort sans interruption toute la nuit. La t°, le pouls ne présentaient aucune modification importante, son appétit était excellent. Le 13 janvier elle n'a reçu que 0 gr. 50 centigrammes de sulfonal, et malgré cette diminution le sommeil est survenu une demi-heure après et a duré 9 heures. A partir de ce jour on lui a donné encore, à quatre reprises différentes, la dose de 0 gr. 50 centigrammes qui suffisait pour donner à Le...c de 7 à 9 heures de sommeil par nuit. A part l'hébétude et la somnolence diurne des deux premiers jours, cette malade paraissait supporter très bien ce médicament qui ne produisait aucun trouble gastro-intestinal. Cette malade était alitée à cause de sa faiblesse générale et sa marche sous l'influence du sulfonal ne pouvait pas être examinée.

Le petit tableau suivant résume les points essentiels de ce cas :

OBS. XV. — Le......c. — *Démence sénile.*

Jour d'administrat° du sulfonal.	Dose.	Combien d'heures après Le......c s'est-elle endormie ?	Durée du sommeil.	Phénomènes insolites concomitants ou consécutifs.
10 janv. 90	2 gr.	3 h.	3 h. 1/2	Légère hébétude au réveil.
11 —	2 gr.	1 h. 1/2	9 h. 1/2	Somnolence très prononcée pendant la journée du 12.
12 —	1 gr.	1/4 h.	9 h.	Au réveil, légère hébétude.
13 —	0.50 c.	1/2 h.	9 h.	Id., à peine prononcé.
14 —	0.50 c.	1 h.	8 h.	Idem.
15 —	0.50 c.	1 h.	7 h. 1/2	Idem.
16 —	0.50 c.	1 h.	8 h.	Pas de phénomènes insolites.
17 —	0.50 c.	2 h.	8 h. 1/2	Pas d'accidents.

Ce tableau montre que le sulfonal à la dose de 1 gr. à 0 gr. 50 centigr. était très utile dans ce cas : non seulement il déterminait jusqu'à 9 heures de sommeil, mais, au réveil, il ne s'accompagnait guère d'aucun phénomène insolite.

Des résultats analogues ont été obtenus dans d'autres cas de démence sénile.

Ainsi :

Obs. XVI. — La nommée Ha......n, âgée de 68 ans, est atteinte d'affaiblissement de la mémoire et d'incohérence dans l'association et dans l'expression des idées. Elle présente, en outre, une idée obsédante de crainte que son mari ou elle soient arrêtés. Elle a des hallucinations de l'ouïe : de tous les côtés, elle entend des espions qui la surveillent et qui causent d'elle. La nuit elle se lève 5, 6 fois, regarde autour d'elle, et dit à son mari : entends-tu ? — Elle a fait deux tentatives de suicide par empoisonnement, une troisième en se jetant par la fenêtre. Elle est notée dans le service comme ne dormant pas et à 12 reprises différentes nous lui avons donné 1 gramme à 1 gr. 50 centigr. de sulfonal.

Prenons, par exemple, le 19 décembre 1889 : A 6 heures du soir, on lui donne dans son potage 1 gramme de ce médicament, elle le prend très facilement. Nous examinons une heure après son pouls, sa température et son rythme respiratoire et nous ne constatons aucune différence sensible. La malade est calme et son facies n'est nullement congestionné ; à 9 heures du soir, nous la trouvons profondément endormie, avec la même expression de calme et le même nombre d'inspirations par minute (15-18). Surveillée de très près et toutes les heures, on a pu constater que le sommeil a duré sans la moindre interruption jusqu'à 6 heures du matin; elle a donc dormi 9 heures. Au réveil, la malade est somnolente et, le soir, sans qu'on lui donne ce jour-là un médicament hypnotique quelconque, elle s'est endormie spontanément à 7 h. 1/2 du soir et a dormi sans aucune interruption durant 8 heures. La nuit suivante, la malade était agitée comme d'habitude, n'ayant pas pris de sulfonal depuis 48 heures. La dose de 1 gr. 50 produisait les mêmes phénomènes, sauf que le lendemain la malade paraissait plus somnolente et comme légèrement ivre. Nous nous sommes donc arrêtés pour elle à la dose de 1 gr. qui nous donnait les résultats moyens suivants : Sommeil arrivant de 3 à 4 heures après l'ingestion du médicament, durant de 6 à 9 heures, déterminant une légère somnolence le lendemain, et, chose importante, provoquant de 6 à 8 heures de sommeil pendant la nuit suivante.

Obs. XVII. — La nommée N...os, Geneviève, âgée de 70 ans, est atteinte de démence sénile avec phénomènes d'excitation intermittente, surtout nocturne, gâtisme, faiblesse musculaire, maigreur, athérome des artères temporales et radiales ; cercle sénile de la cornée. Souffle râpeux, systolique à la pointe. Troubles trophiques de la peau et des ongles. Léger degré de calvitie. Appétit excellent. Rien de particulier dans les urines : claires, densité 16, pas d'albumine ni de sucre, réaction acide. Elle a été notée comme bavardant la nuit et empêchant ses voisines de dormir. Le 28 décembre 1889, nous lui donnons 2 grammes de sulfonal à 5 heures du soir ; 2 heures après la malade, qui d'habitude pouvait se lever seule de son fauteuil, présentait une certaine incoordination des mouvements : elle chancelait légèrement étant debout et avait l'apparence d'une personne en état d'ébriété. On l'a conduite aussitôt dans son lit, et, ce n'est que vers les 10 heures du soir, c'est-à-dire 5 heures après l'ingestion, que N...os était endormie. Le facies ne paraissait nullement congestionné, le pouls n'était pas accéléré, de même que le rythme respiratoire qui était de 18 par 1'. Le sommeil a duré 7 heures 1/2 ; au réveil, fatigue, grande hébétude et envie de dormir. Ces phénomènes se sont dissipés dans l'après-midi, le médicament n'a pas été donné le 29 et néanmoins la malade a dormi près de 6 heures la nuit suivante. Nous n'avons pas dépassé la dose de 1 gramme que nous avons répétée à 6 reprises différentes avec des résultats à peu près identiques.

Obs. XVIII. — La nommée F....a, Josepha, domestique, âgée de 51 ans, a eu en 1885 une attaque d'apoplexie cérébrale avec aphasie consécutive. De 1885 à 1887, la malade était dans une période mélancolique, et puis à la suite d'une nouvelle attaque elle est devenue excitée avec cris, chants, mouvements désordonnés. Les artères périphériques sont athéromateuses. Insomnie. Le chloral même à la dose de 3 grammes ne déterminait pas de sommeil. Deux fois la malade a reçu 1 gr. de sulfonal sans aucun effet ; on a donné alors 1 gr. 50 centigr. pendant 4 jours de suite avec des résultats suivants : sommeil calme survenant 4, 5, même 7 heures après l'ingestion du sulfonal et durant 3, 4 heures avec des interruptions très courtes. Il n'y avait pas de modifications du côté du pouls, ni du côté des urines. Une fois, on a donné la dose de 2 grammes qui n'a pas produit des effets plus accentués que la dose de 1 gr. 50 centigr.

Obs. XIX. — La nommée F...e, âgée de 60 ans, est entrée pour la première fois à Sainte-Anne en 1877 ; elle était atteinte à cette époque de délire de persécution avec hallucinations : on l'injuriait, on parlait mal d'elle en dessous ; plusieurs personnes s'entendent pour lui faire des misères. Actuellement, elle est en démence, caractérisée par une incohérence complète dans ses paroles et ses actes ; de temps en temps elle s'agite et on a recours, pour la calmer, à 2 grammes de chloral qui détermine généralement chez elle un sommeil durant 8 heures. Le 18 décembre 1889 on lui donne 1 gr. 50 centigr. de sulfonal ; le sommeil est survenu 2 h. 1/2 après l'ingestion et a duré près de 9 h. 1/2. Pendant trois jours suivants en lui donnait seulement 0 gr. 50 centigr., le sommeil continuait très régulièrement ; puis, à la suppression complète du médicament, F...e continuait à dormir toutes les nuits pendant 4 jours. Son appétit était très bon et nous n'avons observé aucun phénomène secondaire de nature inquiétante. Ici le médicament a été donné conformément à la méthode de M. Mairet, à laquelle nous reconnaissons une grande utilité.

OBS. XX. — La nommée L...et, Lucie, âgée de 38 ans, est atteinte de démence avec propos incohérents, actes désordonnés, loquacité, agitation nocturne. Le chloral qu'on donnait de temps à autre depuis six ans, à la dose de 3 grammes, avait jusqu'à présent seul la propriété de déterminer 5, 6 heures de sommeil calme ; en décembre 1889 nous l'avons mise au sulfonal à la dose de 2 grammes le premier jour et de 0 gr. 75 cent. les jours suivants, pendant une semaine. Ainsi, le 5 décembre 1889, elle a pris 2 grammes de sulfonal dans son potage, à 6 heures du soir. Le pouls, qui est chez elle à l'état normal légèrement arythmique, ce qui tient probablement à son anémie, a été examiné 2 heures après l'ingestion et il nous a paru être régulier quoique légèrement accéléré (de 80, il est devenu 90 à peu près). A 10 heures du soir, L...et s'est endormie et a dormi jusqu'à 4 heures du matin ; c'était à peu près son mode de dormir avec 3 grammes de chloral. Au réveil, absence complète de phénomènes secondaires. Le 6 décembre, on lui donne 0 gr. 75 centigr. de sulfonal, également à 6 heures du soir ; le sommeil est survenu à minuit seulement et a duré 3 heures. Le 7 décembre, elle prend encore 0 gr. 75 centigr., s'endort 5 heures après et dort 6 h. 1/2. Les nuits suivantes, avec la même dose de 0 gr. 75 centigr., on obtenait de 4 à 5 heures de sommeil, qui survenait 5, 6 heures après l'ingestion. Durant toute la semaine les urines ont été examinées deux fois et comparées avec les urines antérieurement recueillies, elles n'ont présenté aucun caractère anormal.

Voici donc une série d'observations de démence où

le sulfonal nous a paru être très utile contre l'insomnie et plus avantageux que le chloral.

Nous avons essayé aussi ce médicament chez certaines dégénérées qui présentaient des accidents hystériques avec délire. Voici ces observations :

OBS. XXI. — La nommée Be...x, Joséphine, âgée de 29 ans, est atteinte de dégénérescence mentale avec troubles hystériques, loquacité, agitation passagère, insomnie. Pendant ses périodes cataméniales, les phénomènes d'agitation deviennent particulièrement intenses et se combinent avec un état hallucinatoire très complexe sur lequel nous ne devons pas insister ici. A l'état ordinaire, ses urines nous ont donné les caractères suivants : densité 1015, réaction acide, couleur jaune clair, pas d'albumine, ni de sucre. Le pouls était de 72 à 80. La T. de 36°,4 à 37°,1 (à l'aisselle). La respiration variait entre 12 et 16 par minute. L'appétit était capricieux. A partir du 8 décembre 1889, la malade recevait tous les deux jours, pendant plus de trois semaines, 1 gramme de sulfonal, à 6 heures du soir, dans son potage. Au point de vue du sommeil les résultats sont consignés dans le tableau suivant :

En moyenne, le sommeil survenait 3, 4 heures après l'administration du sulfonal (1 gramme) et durait de 8 à 9 heures (chiffres moyens). Les jours intermédiaires, quand la malade ne prenait pas de ce médicament, la moyenne de la durée du sommeil était de 3 à 4 heures. Les phénomènes secondaires n'étaient pas graves ; ils se résumaient, les premiers jours de l'administration du médicament, par des légers vertiges qui duraient quelques heures à peine après le réveil. Après la quatrième dose on n'observait plus ces petits accidents. La période entre le 22 et le 27 décembre est intéressante à noter, à cause de l'agitation excessive qui accompagnait généralement l'époque menstruelle chez Be...x. Le sulfonal a pu modifier cet état habituel et déterminer un calme très manifeste.

Les urines, examinées le 12 décembre, présentaient une couleur jaune ; leur densité était de 1016 et leur réaction acide ; il n'y avait pas d'albumine, ni de sucre. Le 30 décembre, leur densité était de 1018 et le 2 janvier de 1014. Les variations de la T. et du pouls, examinés cinq fois, étaient peu importantes et se rapprochaient des chiffres que nous avons déjà indiqué plus haut. Quant au poids, les chiffres suivants montrent que Be...x a augmenté, au bout de quatre semaines, de 3 livres. Ainsi, le 7 décembre, la bascule automatique indiquait 55 kilos ; le 15 décembre, 55 kilos 700 grammes ; le 22 décembre, 56 kilos 100 gr. ; le 3 janvier 1890, Be...x pesait 56 kilos 650 gr.

Jour d'administrat° du sulfonal.	Dose.	Combien d'heures après est survenu le sommeil ?	Durée du sommeil.	Phénomènes insolites concomitants ou consécutifs.
8 déc. 89	1 gr.	5 h. 1/2	2 h.	—
9 —	0	—	4 h.	—
10 —	1 gr.	2 h. 1/2	8 h.	Sommeil agité. Au réveil, sensations de vertige pendant deux heures.
11 —	0	—	4 h. 1/2	—
12 —	1 gr.	4 h.	6 h.	Etourdissement léger au réveil; au déjeuner absence d'appétit.
13 —	0	—	0	Appétit bon.
14 —	1 gr.	5 h.	8 h.	Sommeil calme. Pas de vertiges ni d'étourdissement au réveil.
15 —	0	—	6 h.	—
16 —	1 gr.	1 h.	10 h.	—
17 —	0	—	2 h.	—
18 —	1 gr.	1/4 h.	9 h. 1/2	—
19 —	0	—	3 h.	—
20 —	1 gr.	2 h.	8 h. 1/2	—
21 —	0	—	5 h.	—
22 —	1 gr.	6 h.	7 h. 1/2	Agitation violente dans la journée, l'époque cataméniale débute.
23 —	0	—	4 h.	L'agitation est moins forte qu'aux époques cataméniales précédentes.
24 —	1 gr.	4 h. 1/2	8 h.	Le lendemain jusqu'à midi l'agitation est devenue plus intense.
25 —	0	—	5 h.	L'après-midi du 25, très calme.
26 —	1 gr.	1 h.	10 h. 1/2	Toute la journée d'après, somnolente et fatiguée, appétit nul.
27 —	0	—	7 h. 1/2	L'appétit est revenu. La malade est plus calme que d'habitude; pas de somnolence.
28 —	1 gr.	3 h.	7 h.	—
29 —	0	—	5 h.	—
30 —	1 gr.	2 h.	8 h.	—
31 —	0	—	2 h.	—
1er janv. 90	1 gr.	3 h.	9 h.	—
2 —	0	—	3 h.	—
3 —	0	—	4 h.	—

Obs. XXII. — La nommée Pe...n, Louise, couturière, âgée de 25 ans, est atteinte d'hystérie avec hallucinations de la vue et excitation ; elle proférait des menaces contre les personnes, elle a même acheté un revolver. La nuit elle rit ou pleure. Le 18 décembre 1889, à 6 heures du soir, nous lui donnons à son insu, dans son potage, 1 gr. 50 centigr. de sulfonal. Elle a mangé le potage sans rien dire et s'est couchée à 7 h. 1/2. A 8 h. 1/2, c'est-à-dire 2 h. 1/2 après l'ingestion du sulfonal, elle s'est endormie. L'observation de la nuit a fourni les résultats suivants : A 10 heures du soir : sommeil calme, respiration à type thoracique, 18 par 1'. A minuit et demi, même attitude. A 3 h. 1/2 du matin, sommeil profond. Elle s'est réveillée à 5 h. 1/2. Le sommeil a duré 9 heures. Dans la journée du 19 décembre, son attitude ne présentait rien de particulier, et sa marche était très régulière. Le 19 au soir, nous lui donnons seulement 0.75 centigr. Couchée à 7 h. 1/2, elle s'est endormie à 9 h. 1/2, c'est-à-dire 3 h. 1/2 après l'ingestion du sulfonal. A 10 heures du soir et à minuit elle dormait ; à la tournée de 3 h. 1/2, la malade était levée, à côté de son lit et bavardait. Elle a passé ainsi le restant de la nuit. Le 20 décembre, la malade qui n'est que passagère quitte le service pour aller à Ville-Évrard. Dans ce cas, on voit que la dose de 1 gr. 50 centigr. était suffisante pour déterminer 9 heures de sommeil, mais elle n'a pas modifié l'excitation diurne. Une dose moitié moins grande donnée pour la nuit suivante n'a produit qu'un effet soporifique très court.

Obs. XXIII. — La nommée Du...l, Eugénie, modiste, âgée de 32 ans, est atteinte d'hystérie avec délire hypocondriaque. Les sensations pénibles qu'elle éprouve la rendent désespérée de son état ; elle se met à pleurer, à gémir : ce sont des signes préliminaires d'une crise d'hystérie qui va avoir lieu. En effet 1/4 d'heure à 1/2 heure après cet état d'anxiété, elle se jette subitement par terre sans perdre connaissance et commence la série des convulsions avec clownisme, extase, etc. Plusieurs tentatives de suicide sous prétexte de se débarrasser des souffrances physiques qu'elle endure ; elle a avalé un gros sou au commencement du mois de décembre 1889, que nous sommes parvenu à faire sortir en provoquant des vomissements avec des injections sous-cutanées d'apomorphine. La nuit, sommeil insuffisant, rare ; la malade a eu souvent recours au chloral, au bromure et au paraldéhyde, sans obtenir d'effet suffisamment prolongé. Le 25 décembre 1889, nous essayons le sulfonal, à la dose de 1 gramme, qu'elle prend volontiers dans un bol de bouillon, à 7 heures du soir. A 8 heures, elle se couche et s'endort à 9 heures. A minuit 1/2, elle se réveille, s'endort de nouveau à 3 heures du matin, se réveille ensuite à 5 heures du matin pour se lever. Elle a dormi en tout 5 h. 1/2. Le 26, nous lui donnons 2 grammes de sulfonal : elle s'est endormie 3 heures après l'ingestion et le sommeil a duré, avec deux interruptions, 7 heures. Le 27 au matin, elle se plaint d'avoir mal au cœur, mais elle déjeune comme d'habitude, et cette plainte doit être rattachée plutôt à son délire hypocondriaque très intense. Les jours suivants, pendant une semaine, elle prenait tous les soirs 1 gr. 50 centigr. de sulfonal, dose qui déterminait en moyenne 5 à 6 heures de sommeil avec des interruptions que nous ne sommes pas parvenu à faire disparaître.

Obs. XXIV. — La nommée A...in, Éléonore, couturière, âgée de 39 ans, est atteinte de dégénérescence mentale avec obsessions et impulsions irrésistibles de nymphomanie. Elle est mariée ; le ménage paraissait excellent, quand, un beau jour, elle est prise d'une idée qui l'obsède, à savoir si les enfants qu'elle a sont réellement de son mari, ou si elle les avait en se livrant à la prostitution. Elle n'ose pas d'abord communiquer cette idée à son mari, mais ne pouvant plus résister au doute qui l'obsède, elle lui raconte ses préoccupations bizarres. Dans la rue, elle éprouve des impulsions irrésistibles de se jeter sur les passants avec des propositions obscènes, même en présence de ses parents. Le sommeil de la nuit est très insuffisant ; elle dort à peine 2 ou 3 heures d'un sommeil agité. Le 15 janvier 1890, nous lui avons donné 2 grammes de sulfonal, à 6 heures du soir, dans son potage, elle s'est endormie 3 h. 1/2 après, et le sommeil, très profond, a duré 8 heures. Au réveil, sensation de bien-être ; jamais, depuis bientôt 6 mois, elle n'a si bien dormi, nous a-t-elle affirmé. Le 16, nous lui avons donné 1 gramme de sulfonal ; le sommeil est survenu deux heures après et a duré plus de 7 heures. La physionomie, qui exprimait jusqu'à présent une crainte, en rapport avec ses idées obsédantes, était beaucoup plus calme. L'appétit, au début très faible, paraissait meilleur. La malade elle-même se sentait plus rassurée. A partir du 1er janvier 1890, nous lui donnions tous les soirs 0 gr. 75 centigr. de sulfonal, et nous avons pu ainsi obtenir, en moyenne, de 7 à 8 heures de sommeil par nuit. Le 31 janvier, son poids a augmenté de plus d'un kilo, relativement au poids qu'elle avait le 14 janvier, jour de son entrée à Sainte-Anne (de 51 kilos 250 grammes il est devenu 52 kilos 400 grammes). Ses idées obsédantes ont perdu une grande partie de leur intensité.

Voyons maintenant à quelles conclusions nous amènent les 24 observations que nous venons de citer. Les doses que nous avons données variaient de 0 gr. 25 centigr. à 5 gr. Presque dans tous les cas nous donnions des doses massives ; ce n'est que dans deux cas (Obs. VII et Obs. XIII) que nous avons employé des doses fractionnées de 0 gr. 25 centigr., répétées plusieurs fois par jour. Le nombre total de doses massives données aux 24 malades était de 275, qui se distribuent de la façon suivante : 3 doses de 0 gr. 25 cent., 9 de 0 gr. 50 centigr., 22 de 0 gr. 75 centigr., 118 de 1 gramme, 51 de 1 gr. 50 centigr., 54 de 2 grammes, 14 de 3 grammes, 3 de 4 grammes et 1 de 5 grammes. Le nombre total de doses fractionnées (de 0 gr. 25 cent. chacune) était de 58. Sur 275 doses massives nous notons que le sommeil est survenu dans 263 cas ; ce n'est que dans 12 cas que le sulfonal n'a produit aucun effet soporifique (Obs. III : douleur liée aux fractures multiples, effet nul 3 fois ; Obs. VII : manie chronique, effet nul avec 1 gramme, 2 fois ; Obs. XIII : paralysie générale, effet nul 5 fois ; Obs. XVIII : apoplexie cérébrale, effet nul avec 1 gramme, 2 fois). Dans les 263 cas le sommeil est survenu le plus souvent de 2 à 4 heures après l'ingestion du sulfonal ; en effet, d'après nos tableaux, nous trouvons que le sommeil est survenu 48 fois 2 heures après l'ingestion, 54 fois 2 h. 1/2 après, 55 fois 3 heures après, 4 fois 3 h. 1/2 après et 29 fois 4 heures après ; en somme, 190 fois sur 263, le sommeil est survenu de 2 à 4 heures après l'ingestion. Dans les 73 cas qui restent, le sommeil est survenu 21 fois 1 heure après, 14 fois 1 h. 1/2 après, 15 fois 4 h. 1/2 après, 12 fois 5 heures après, 3 fois 5 h. 1/2 après, 4 fois 6 heures après, 1 fois 6 h. 1/2 après, 1 fois trois quarts d'heure après, 1 fois une demi-heure après, et 1 fois un quart d'heure après l'ingestion du sulfonal. D'autre part, les mêmes tableaux nous indiquent que sur 263 cas le sommeil a duré 245 fois de 4 à 9 heures.

Or, sur le chiffre total de doses administrées, le plus grand nombre (259) est constitué par des doses variant de 0 gr. 75 centigr. à 3 grammes ; ce qui nous permet déjà de formuler la conclusion générale suivante : *Le sulfonal, à la dose de 0 gr. 75 centigr. à 3 grammes, détermine le plus souvent, 2 à 4 heures après l'ingestion, de 4 à 9 heures de sommeil.*

Nos observations nous permettent également de caractériser le sommeil sulfonalique en disant que le plus souvent il est continu, calme et profond. Ce n'est que dans trois observations (Obs. XIV : paralysie générale ; Obs. XVIII : apoplexie cérébrale, et Obs. XXIII : hystérie avec délire) que nous avons constaté des interruptions. Dans un cas (Obs. XIII : paralysie générale) le sommeil était court et agité. L'observation III est un exemple qui montre que le sulfonal n'a aucune action calmante sur la douleur et qu'il ne devient soporifique en présence de ce symptôme que lorsqu'on l'associe à la morphine.

En dehors de l'action somnifère incontestable, le sulfonal calme-t-il l'agitation des maniaques ? L'Obs. V (manie aiguë) nous montre qu'à la suite de 3 grammes la malade était moins excitée. Dans un autre cas (Obs. X) la malade est devenue plus calme, mais elle paraissait abattue. Les doses fractionnées, données dans la journée, calment quelquefois l'agitation (Obs. VII). Cependant, dans l'Obs. XXII, l'agitation diurne ne s'est nullement modifiée.

Le sulfonal s'accumule dans l'organisme et manifeste son action pendant plusieurs jours qui suivent l'administration d'une dose massive (Obs. II, XV, XVI, XVII et XXI). Dans un cas seulement (Obs. VIII), la suppression du médicament s'accompagnait immédiatement d'insomnie.

Les Obs. I et XXIV montrent que ce médicament peut être supprimé au gré de l'expérimentateur et qu'il n'existe pas d'accoutumance. On remarque un fait intéressant, qui ressort nettement de ces deux observations, que le sulfonal a la propriété non seulement de faire dormir, mais aussi de concourir au rétablissement de la fonction du sommeil normal.

Comparé au chloral, ce médicament nous a paru supérieur : à dose deux fois moindre il provoque un sommeil qui dure plus longtemps (Obs. IV, VII, IX). Cependant, dans deux cas de paralysie générale (Obs. XIII et XIV), l'hydrate de chloral agissait mieux.

Les urines ont été examinées très souvent dans quatre cas (Obs. I, V, XX et XXI) ; on notait exactement la quantité de 24 h., la fréquence, la densité, la réaction, la couleur de même que la quantité d'urée par litre et, sauf quelques modifications insignifiantes, le sulfonal n'avait aucune influence sur la sécrétion rénale, et dans aucun cas nous n'avons observé l'apparition d'albumine ou de sucre. La température s'est trouvée légèrement augmentée dans le cas de B...ni (Obs. V) ; à la suite de la dose de 5 grammes que nous avons administrée à titre d'essai, la T. de 37°,3 a monté à 37°,6. C'est dans le même cas et dans trois autres (Obs. IV : lypémanie ; Obs. XIII : paralysie générale, et Obs. XX : démence) que nous avons noté une augmentation dans la fréquence et dans l'intensité du pouls ; seulement, dans l'Obs. XX, où le pouls présentait une arythmie assez prononcée, la dose de 2 grammes tout en accélérant les pulsations (de 80 à 90) les a rendues plus régulières. Dans l'Obs. V nous avons observé en même temps une légère augmentation dans la fréquence des respirations. Dans aucun cas nous n'avons constaté de transpirations à la suite du sulfonal. Une seule fois, dans le même cas de B...ni, l'administration de 5 grammes a déterminé une rougeur de la face qui était d'autant plus marquée, que d'habitude le facies de cette malade était pâle.

L'appareil gastro-intestinal était rarement atteint dans nos observations et les accidents (nausées, vomis-

sements) tenaient à des doses trop élevées, au-dessus
de 3 grammes, comme dans l'Obs. V, par exemple.
Dans la grande majorité des cas, le sulfonal n'exerçait
aucune influence fâcheuse sur les voies digestives, et
dans l'Obs. XI nous avons même obtenu une amélio-
ration sensible de l'appareil digestif en remplaçant
l'hydrate de chloral par le sulfonal : déjà, au bout de
8 jours de traitement par ce dernier médicament, l'appétit est devenu meilleur et les douleurs dans la région
de l'hypogastre gauche ont disparu.

C'est plutôt les fonctions du système nerveux qui se
sont trouvées influencées dans certaines de nos observations. Éliminons cependant la sensibilité cutanée qui
ne paraît pas être atteinte, même à la dose de 5 gr.
(Obs. V). La motilité a été nettement touchée dans deux
cas ; ainsi, dans l'Obs. V, à la suite de la dose de 5 gr.,
la malade se sentait le matin comme ivre ; elle trébuchait sur ses jambes et ne pouvait se tenir debout ; cet
état a duré 12 heures ; dans l'Obs. XVII (démence sénile
avec dégénérescence athéromateuse des artères) l'in-·
gestion de 2 grammes de sulfonal a déterminé, deux
heures après, de l'incoordination des mouvements des
membres. Plus souvent nous avons constaté, au réveil,
une légère hébétude dans l'expression du visage, durant une à deux heures (Obs. VII, IX, X, XV) ; dans
deux cas (Obs. II et XV), après plusieurs doses, se
déclarait une somnolence qui durait une journée en-
tière ; de même, quand plusieurs jours consécutifs on
donnait une dose assez élevée on observait au réveil
de l'étourdissement et de la céphalalgie pendant 4,
5 heures, comme, par exemple, dans l'Obs. I.

Les réflexes patellaires nous ont paru conservés
(Obs. V) et non exagérés.

De l'ensemble de nos observations, nous concluons
que le meilleur mode d'administration du sulfonal consiste à le donner au commencement du second repas
dans une quantité de liquide chaud (bouillon, tisane),

aussi grande que possible (un à deux verres). Administré sous cette forme à la dose de 0 gr. 75 centigr. à 3 grammes, selon les indications individuelles, le sulfonal nous paraît très utile pour combattre l'insomnie dans la majorité des affections mentales ; ce n'est que dans deux cas de paralysie générale et un d'apoplexie cérébrale que les résultats obtenus étaient défavorables à ce médicament ; encore faudra-t-il, avant de généraliser, attendre une quantité plus considérable d'observations relatives au sulfonal dans ces deux dernières affections cérébrales. Nous croyons qu'il faut éviter de donner la même dose massive plusieurs jours de suite ; il est préférable de donner une dose massive plus ou moins forte, le premier jour, et ne donner les jours suivants que le quart de la dose primitive, d'après la méthode du Pr Mairet, qui nous a donné dans plusieurs de nos observations (Obs. XIX, par exemple) des résultats très satisfaisants.

Quant à savoir quel est le mécanisme intime de l'action du sulfonal, s'il est plutôt un agent congestif qu'un agent qui s'adresse directement à la moelle épinière en abaissant son excitabilité réflexe, nous avouons que nos observations, peu nombreuses, ne nous permettent pas de formuler une opinion fixe ; quel que soit le mode d'action physiologique intime de ce médicament, nous pouvons dire pour le moment qu'il est un excellent soporifique, appelé à rendre de grands services dans le traitement des aliénés et que les seuls cas où il faudrait l'administrer avec précaution seraient, d'après nous, les affections inflammatoires des méninges et de l'axe cérébro-spinal.

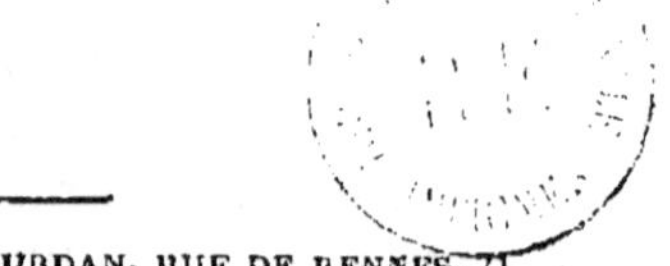

PARIS. — IMP. V. GOUPY ET JOURDAN, RUE DE RENNES, 71